AF320800

# DE L'EMPLOI

## DU

# FORMOL

## EN CHIRURGIE DENTAIRE

PAR

## M. le Dʳ DIDSBURY

De la Faculté de Paris

DENTISTE DES HÔPITAUX

---

Travail lu à la *Société médicale du IXᵉ Arrondissement de Paris*

SÉANCE DU 10 JUIN 1897

---


CLERMONT (OISE)

IMPRIMERIE DAIX FRÈRES

3, PLACE SAINT-ANDRÉ, 3

1897

# DE L'EMPLOI

DU

# FORMOL EN CHIRURGIE DENTAIRE

PAR

## M. le Docteur DIDSBURY

De la Faculté de Paris
DENTISTE DES HÔPITAUX

---

Le formol a, dans ces dernières années, attiré l'attention du monde savant. — Les qualités antiseptiques de ses vapeurs ont principalement trouvé des applications intéressantes pour la désinfection des locaux contaminés.

D'abord très vantés, les premiers succès furent certainement surfaits ; aussi des hygiénistes, des expérimentateurs, remettant les choses au point, tout en reconnaissant les bons effets que l'on peut attendre du formol, ont fait des réserves sur les avantages et les inconvénients de ce produit.

Ce n'est pas du tout dans cet ordre d'idées que je compte vous entretenir aujourd'hui. Ayant tenté différents essais dans la thérapeutique dentaire avec ce produit, j'ai été amené à prendre connaissance des différents travaux publiés sur lui : j'ai donc l'intention de vous exposer un résumé très concis de mes lectures, de vous faire part des résultats que j'ai obtenus en chirurgie dentaire et, enfin, de terminer en vous confiant quelques réflexions qui sortent du cadre de ma spécialité sur lesquelles je serais très heureux d'écouter votre avis.

Le formol commercial est une solution au quarantième d'une composition complexe et assez mal définie. Quelques explications sont nécessaires : d'abord, le terme « formol » est déjà un synonyme ; le nom initial est formaldéhyde, les autres synonymes sont aldéhyde formique, aldéhyde méthylique, méthanal. La formule de la formaldéhyde est $CH_2O$, c'est-à-dire un dérivé oxygéné des hydrocarbures.

La formaldéhyde est un corps gazeux à la température ordinaire, douée d'une odeur irritante. A une très basse température elle se polymérise et donne naissance à un nouveau produit nommé paraformaldéhyde composé de deux molécules de formaldéhyde $CH_2O + CH_2O$. Ce nouveau corps bimoléculaire est solide, blanc, soluble dans l'eau : c'est sa solution qui, au quarantième, est vendue sous le nom de formol.

Mais cette paraformaldéhyde, en se polymérisant, donne naissance à un nouveau corps trimoléculaire composé de trois fois $CH_2O$ appelé trioxyméthylène et la polymérisation ne s'arrête pas là.

Donc actuellement on ne peut affirmer que le formol commercial soit la solution au $40^{me}$ de la paraformaldéhyde. Il est plutôt formé par la réunion de plusieurs produits polymérisés solubles dans l'eau.

Les premières observations et études sur le formol datent de 1888. M. Trillat, dont j'ai consulté avec le plus vif intérêt le travail qu'il a publié en 1896 sur la formaldéhyde, avait constaté que l'urine additionnée d'une très faible quantité de formaldéhyde ne se décomposait plus et pouvait se conserver indéfiniment sans phénomène de fermentation.

En 1892 M. Trillat publiait à l'Académie des sciences un travail sur les propriétés antiseptiques du formol, puis le $D^r$ Berlioz faisait paraître un travail sur les propriétés antiseptiques des vapeurs du formol.

Les travaux de Stahl, d'Aronson, de Blum, de Schmidt, de Liebrecht, de Pohl, ne firent que confirmer les premiers.

Los propriétés antiseptiques du formol ne sont niées par aucun auteur ; c'est en effet un agent microbicide puissant, qui a pu être classé auprès du sublimé et qui parfois lui est supérieur, pour quelques-uns il apparaît comme l'idéal.

Une série d'expériences le prouve d'une façon complète ; elles consistent à placer sous une cloche d'une contenance de 10 litres divers bouillons ensemencés, des morceaux de viande en contact avec les vapeurs de formol ; et on constate la conservation de la viande et l'absence de bactéries dans les autres.

Enfin, on peut stériliser le pharynx et les amygdales en respirant pendant une demi-heure le courant d'air barbotant dans une solution de formol 5 %.

Voici les conclusions du travail de M. Trillat :

1º Les vapeurs du formol se diffusent rapidement dans les tissus animaux qu'elles rendent imputrescibles.

2º Elles s'opposent même en très faibles proportions au développement des bactéries et des organismes.

3º Elles stérilisent en quelques minutes les substances imprégnées des bacilles d'Eberth (Choléra) et de Charbon.

4º Les vapeurs ne sont toxiques que lorsqu'on les respire pendant plusieurs heures et en grande quantité.

Pour établir la puissance comparative du formol et du bichlorure de mercure, je ne puis mieux faire que de citer textuellement l'expérience de M. Trillat.

« J'ai d'abord, dit-il, calculé la dose de formaldéhyde capable de s'opposer à la putréfaction d'un litre de bouillon : ces essais ont été faits comparativement avec le bichlorure de mercure sur des jus de viandes crues de bœuf et de veau.

Chaque série contenait 10 centimètres cubes de bouillon et des doses de formaldéhyde ou de sublimé variant de 1/1000 à 1/50000 ; les essais furent placés dans des étuves à la température constante de 30 degrés.

A la dose de 1/50000, l'action de la formaldéhyde est déjà très sensible sur le ralentissement de la décomposition ; à la dose de 1/25000, les bouillons n'avaient subi aucune altération après quatre jours.

Les bouillons additionnés de pareilles proportions de bichlorure de mercure se sont décomposés après vingt-quatre heures. En augmentant la proportion d'aldéhyde formique, j'ai constaté qu'à la dose de 1/12000 les bouillons étaient encore intacts après plusieurs semaines ; les bouillons contenant 1/6000 de bichlorure de mercure se sont décomposés après cinq ou six jours. »

Parmi les auteurs qui se sont occupés de la formaldéhyde, voici quelques notes intéressantes.

Aronson : Des cultures du bacille de la diphtérie (Bacille de Lœfler) ont été stérilisées après addition de la formaldéhyde dans la proportion de 1 pour 400 après 10 minutes de contact. Des cultures du même bacille exposées à des vapeurs d'une solution étendue de formaldéhyde ont été atténuées dans leur virulence.

Schmidt : Confirme les travaux de ses devanciers, mais il met en garde les médecins contre les déductions qu'on serait tenté de tirer de ce pouvoir infertilisant du formol au point de vue de son application à l'antisepsie chirurgicale et obstétricale.

Dans trois séries d'expériences, il a observé qu'un contact avec une solution de 1 pour 1000 n'empêche pas le développement microbien ; ce résultat ne peut être atteint qu'après un contact de six heures ; avec une solution de 1 pour 100 on ne parvient pas encore à tuer au bout de 5 minutes. Or, à cette dose, le formol est inutilisable en chirurgie.

Holfert : Constate que l'odeur des boucheries disparaît par des lavages d'eau additionnée de formol.

Carlo Ascoli : Note le pouvoir désodorant du formol.

Berlioz de Grenoble : Dans une communication à l'Académie de médecine de Paris annonce que les inhalations d'air ayant barboté dans une solution de formol se sont montrées efficaces chez les phtisiques ; elles diminuent la quantité et la purulence des crachats.

Ces inhalations sont vraiment très actives dans les coryzas, dans les trachéo-bronchites aiguës. La sécrétion nasale est très rapidement tarie ; la toux et l'expectoration cessent en peu d'heures.

Mais c'est dans l'enrouement que Berlioz aurait observé les plus beaux résultats. Sous l'influence d'une inhalation de cinq minutes, la voix reprend sa limpidité et sa clarté.

Ces résultats sont dus à l'action astringente très marquée que possède le formol.

Après la lecture des résultats obtenus par le formol, il était bien intéressant de tenter quelques essais dans la thérapeutique dentaire.

En effet, avoir en sa possession un antiseptique agissant par son contact et par ses vapeurs, quelle ressource en chirurgie dentaire !

Si, théoriquement, nous devons porter nos mèches, jusque dans le fond des canaux, combien de fois sommes-nous sûrs de remplir cette condition dans la pratique ? certes, quand la cavité nous permet un accès facile, il est clair que l'introduction d'un instrument jusqu'à l'apex est chose aisée, mais quand la porte d'entrée est à contre-main, malgré les coupes que l'on peut faire, on n'est jamais certain d'arriver jusqu'à l'extrémité de la racine, surtout quand l'instrument est chargé d'une mèche, et qu'il faut laisser cette mèche à demeure.

Or, les vapeurs de formol étant antiseptiques, quelle ressource pour aller porter l'antisepsie en des points non atteints par l'instrument.

Quant à la causticité du formol, qu'importe dans cette branche de la chirurgie, nous n'opérons pas sur des tissus mous, le médicament est enfermé dans des cavités osseuses.

Inutile de vous dire que mes premières expériences portèrent sur des dents privées de nerf, et sur des canaux infectés ; les résultats pratiques furent bien ce que la théorie promettait.

1° Un canal dentaire, soigneusement nettoyé avec des mèches chargées de formol, perd très vite sa mauvaise odeur ; le formol, en effet est un puissant désodorant.

2° Une mèche de formol, laissée à demeure et enfermée à la gutta ne laisse filtrer aucune mauvaise odeur dans la bouche du patient, résultat heureux, non obtenu généralement avec l'iodoforme ;

3° Le formol étant blanc, la mèche introduite est blanche et permet d'apprécier, à la sortie, si le canal est souillé ou non.

Ai-je eu à me plaindre du formol dans le traitement des caries pénétrantes.

Non.

Quatre ou cinq fois de légères périostites se sont déclarées.

Evidemment on pourrait incriminer la causticité du médicament, mais très vite l'inflammation passagère disparaissait.

Je ne préconise pas l'emploi de ce médicament à l'exclusion de tout autre ; il n'y a pas de drogue universelle, mais, comme le sublimé n'est pas employable tout au moins sur les dents de devant, puisqu'il noircit la couronne, je crois que cet agent sera d'un grand secours dans le traitement des caries pénétrantes.

Dans les caries non pénétrantes mes essais furent négatifs ou malheureux.

Quand la dent est vivante, l'emploi du formol est douloureux ; j'avais à l'hôpital mis quelques cas en observation ; mais, malgré tout mon désir, les malades ne se représentèrent plus à la consultation.

Le résultat le plus remarquable obtenu avec le formol ressort de l'expérience suivante.

J'avais, en septembre 1896, cautérisé avec la pâte arsénicale une grosse molaire inférieure à une jeune fille. Deux jours après j'enlevai la pulpe à l'aide d'une fraise bien tranchante, je m'apprêtais à enlever les nerfs, mais ce temps opératoire étant généralement assez douloureux, la cliente se refusa à se laisser faire davantage ce jour-là. Je séchai alors soigneusement la cavité et j'introduisis dans la chambre pulpaire un bourdonnet d'ouate imbibé de formol que j'enfermai avec de la gutta-percha, la cliente devait revenir le lendemain. Elle ne revint ni le lendemain, ni les jours suivants, je ne la revis qu'un mois plus tard, elle ne souffrait plus et m'obligea à lui mettre un peu de ciment par-dessus la gutta qui était légèrement usée. J'ai revu depuis cette jeune fille, la dent ne fait plus mal, c'est un succès absolu et je dois le dire inattendu.

Il est très évident qu'une seule expérience n'est pas concluante.

La chance pouvait m'avoir favorisé, ce succès-là est arrivé à tout dentiste avec d'autres médicaments.

Aussi je répétai l'expérience :

Sur 12 cas 10 furent heureux.

Depuis, je l'ai fait bien des fois ; mais comme je n'ai pas pris de notes je n'en parle pas, à l'heure actuelle, il semble :

Je dis seulement il semble :

Qu'on peut s'éviter de retirer les nerfs d'une dent dont on vient d'enlever la pulpe en enfermant immédiatement du formol dans la chambre pulpaire.

Vous comprendrez avec quelles réticences j'avance une pareille opinion, mais aussi avec quel espoir.

Tout à l'heure je parlais de la difficulté d'atteindre certains canaux ; n'est-ce pas dans ce cas que le formol serait le bien venu ?

Et tous ceux qui ont eu le désagrément de connaître les douleurs du tire-nerf, seraient heureux d'apprendre qu'un médicament a supprimé ce temps opératoire.

Cependant son application dans une chambre pulpaire privée à l'instant même de sa pulpe est un peu douloureuse, le patient raconte qu'il souffre à nouveau comme si une rage commençait, mais la douleur cesse au bout de quatre à cinq minutes.

De ces quelques notes, je conclus que le formol est un puissant antiseptique dont on n'aura qu'à se louer dans la carie du 4e degré ou carie pénétrante.

Quele formol est jusqu'à présent non utilisable dans les caries du 2e degré, ou plutôt je devrais dire : jusqu'à présent je n'ai pas obtenu de bons résultats avec ce médicament dans les caries du 2e degré, qu'enfin j'ai eu des résultats très heureux dans les caries du 3e degré et que le formol m'a évité d'enlever les nerfs de plusieurs dents dont je venais de retirer la pulpe.

Cette troisième conclusion demande bien entendu confirmation.

Sortant du cadre de la chirurgie dentaire je me suis fait de nombreuses questions relativement à l'emploi du formol et je serais heureux d'apprendre quelle autre application il a pu recevoir, par exemple dans les cas suivants :

1° Coryzas. — Trachéo-bronchites. Inflammation chronique de la trompe d'Eustache.

2° Ozène. — Inhalations après contact avec une personne atteinte d'ozène.

3° Coqueluche. — 2e période, emploi dubitatif ; 3e période, emploi théorique plus certain.

4° Prophylaxie. — Pour les personnes qui soignent les coqueluches ; les diphtéries.

M. Ozenne. — Comme le suppose notre collègue, le formol a, depuis quelques années, pris une certaine place dans la thérapeutique, après avoir été essayé à différents autres points de vue. Vous savez qu'on l'a tout d'abord préconisé comme procédé de conservation des pièces anatomiques (Melnikoff). C'est un bon procédé qui a, en outre, l'avantage de ne pas être dispendieux. En solution antiseptique on s'en est également servi pour conserver les fils à suture et en pulvérisation il rend des services comme désinfectant et comme désodorisant.

Possédant une certaine puissance bactéricide il devait naturellement être utilisé dans la thérapeutique. En gynécologie quelques chirurgiens l'ont substitué à la liqueur de Van Swieten, dont il n'aurait pas les inconvénients. Rappelons toutefois qu'il ne faut pas exagérer ces derniers qu'on peut facilement éviter.

Yatconta, en Russie, a expérimenté les inhalations de formaline dans les laryngites aiguës. Ces inhalations de courte durée, qui doivent être bien surveillées, car elles peuvent être dangereuses, sont d'abord assez difficiles à supporter ; mais, après plusieurs jours, les accidents du début, picotements, brûlures accompagnées de toux disparaissent et le médicament a semblé agir favorablement.

Il en serait de même dans les cas de tuberculose et de diphtérie, dans lesquels il a été administré à l'intérieur, associé à différentes substances, dont le mélange a reçu le nom de Stérisol.

Je signalerai encore son emploi en oculistique. Valude l'a, le premier, recommandé et Stanford Morton s'en est déclaré partisan, en conseillant l'usage de solutions à 1 pour 2000 ou pour 3000. Ainsi dilué, il est très antiseptique et peu toxique.

M. Morau rappelle que dans ces derniers temps Weber a trouvé que les vapeurs d'aldéhyde formique fixent les épitheliums. Ces vapeurs, qui pourraient être comparées à celles d'acide osmique, sont très nuisibles pour les voies respiratoires. Elles sont caustiques et coagulent l'albumine. Certains établissements de désinfection désinfectent avec les vapeurs de formol ; mais 24 heures après que l'appartement désinfecté est resté ouvert, la situation n'est pas encore tenable. Le formol est dangereux en inhalations.

M. Guiard faisait allusion tout à l'heure à la stérilisation par le formol ; lorsque cette stérilisation est faite, il est nécessaire de tremper les instruments dans de l'eau stérilisée.

M. Didsbury dit qu'on se sert d'une cuillerée de formol ordinaire dans 250 grammes d'eau.

M. Guinard, dans son service, se sert du formol pour stériliser les instruments qu'on plonge dans une solution à 3 %. Le formol serait supéreur à l'acide phénique.

Clermont (Oise).— Imprimerie Daix frères, 3, place Saint-André.